# Introduction

Encore un livre sur la diététique... on est tellement surinformés que l'on ne sait plus où donner de la fourchette ! Et c'est bien là le problème ; entre les **omégas 3, 6, 9**, les **antioxydants**, les **sucres lents ou rapides**, les **vitamines**, les **minéraux**, etc ..., difficile parfois de s'y reconnaître et de faire des choix cohérents.

Il est peut-être temps de retrouver la raison et le bon sens, de redécouvrir les bienfaits de la simplicité et de l'empirisme, loin du chant des sirènes.

Si vous souhaitez maîtriser votre alimentation en toute connaissance de cause, tant sur le plan **qualitatif** que **quantitatif**, si vous avez du mal à démêler le vrai du faux (ou plutôt devrais-je dire l'info de l'intox) dans les allégations "santé" des fabricants, si vous pensez comme moi que l'on gère plus facilement les choses quand on en connait les tenants et les aboutissants, alors ce livre est pour vous.

# Les clefs de l'équilibre alimentaire

Je m'adresse aussi bien à ceux qui souhaitent simplement retrouver (ou conserver..) une alimentation équilibrée qu'aux accros aux régimes farfelus (et néanmoins efficaces !) qui en ont assez de se voir récupérer au final les kilos perdus plus quelques uns en prime.

A ce propos, une petite précision :

Tous les régimes amincissants sont " efficaces ". Eh, oui ! Pourquoi ? Parce que quel que soit le fil conducteur (Soupe aux choux, hyperprotéinés, ...), ils reposent tous en fait sur une **réduction de l'apport calorique**. C'est mathématique : si vous avez moins d'apports que de dépenses, l'organisme ira chercher ce qui lui manque dans ses réserves. Sauf que... étant donné que ces régimes sont contraignants et déséquilibrés, une fois le résultat escompté atteint ou presque, on va bien sûr reprendre ses anciennes habitudes; et c'est là que les choses se gâtent... d'une part, puisqu'on va retomber dans les mêmes erreurs qui nous ont amenés à ce régime, on aura bien évidemment le même résultat. Logique. Mais ce n'est pas tout: échaudé par cette période de privation, l'organisme va réagir en bon économiste et mettre encore plus de côté en prévision de la prochaine famine. En d'autres termes, il en faudra moins qu'avant pour grossir. Et voilà, tous les ingrédients sont réunis pour commencer la spirale infernale des "régimes yoyo"!

Autre chose: savez-vous que 1kg de graisse (et je parle bien ici de nos bourrelets...) représente 9000 kcal? Cela signifie que pour perdre ce kilo de gras, il faut un déficit énergétique de 9000 calories. Faisons un rapide calcul: soit une dépense énergétique quotidienne de 1800 calories (moyenne pour une femme), si l'on réduit l'apport à 1200 calories, on a un déficit de 600 calories par jour. Il faudra donc 15 jours pour éliminer ce kilo de graisse. (Mais il y a toutes les chances qu'il le soit vraiment et dans de bonnes conditions, considérant qu'en dessous de 1200 calorie, un régime est forcément carencé). Poussons un peu le raisonnement: si on arrêtait carrément de s'alimenter, on obtiendrait ce déficit en 5jours. Que penser alors des régimes qui vous promettent une perte de 3kilos en une semaine? Tout simplement qu'ils ne vous font pas perdre que du gras, mais aussi et surtout du muscle et de l'eau...CQFD.

## *Une alimentation équilibrée :*

L'équilibre alimentaire est à la portée de tout un chacun. Il n'est pas réservé à une élite, une "intelligentsia", ni même fonction de votre budget. L'important est de connaitre vos besoins et de savoir exactement ce que vous mangez, tout simplement.

C'est ce que je vais m'efforcer de vous aider à réaliser au fil de ces pages.

# Les clefs de l'équilibre alimentaire

Nous allons passer en revue les 5 Groupes d'Aliments qui doivent en principe tous figurer dans un menu équilibré, mais dans des proportions bien définies:

1. Le lait et les produits laitiers
2. les fruits et légumes
3. les viandes, poissons et œufs
4. les féculents
5. les matières grasses

Nous aborderons également :

6. les boissons
7. le sucre et les produits sucrés

Nous verrons bien sûr leurs caractéristiques et leur rôle dans l'organisme, mais évoquerons aussi l'aspect quantitatif ainsi que le choix des aliments au sein de chaque groupe en fonction de paramètres tels que : apport énergétique, impact sur le diabète ou le cholestérol.

## *Savoir acheter*

Nous ne vivons pas en autarcie et l'essentiel (voire la totalité) de nos aliments provient d'un magasin et donc, en amont, de plus ou moins grandes sociétés agroalimentaires.

## Les clefs de l'équilibre alimentaire

Toutes les denrées transformées vendues doivent obéir à des **règles d'étiquetage** qu'il est bien utile de connaître. Je parle de denrées "transformées" par opposition aux produits "brut" tels les fruits et légumes frais, les viandes au détail qui ne sont pas soumis à ces règles pour des raisons évidentes.

Vous n'avez pas le temps de lire les étiquettes ? Allons, ça n'en prend pas plus que de comparer les prix, et ça, vous le faites, n'est-ce-pas ? Je vous concède cependant qu'il faut parfois se chausser de bonnes lunettes, mais ça en vaut la peine : plus c'est écrit petit, plus c'est instructif !

Nous verrons donc comment bien choisir ses achats alimentaires en toute connaissance de cause, et ne pas tomber parfois dans les pièges du marketing qui s'ingénie à nous brosser dans le sens du poil... N'oubliez pas que ces fabricants sont avant tout des commerçants : ils ne vous veulent bien sûr pas de mal mais ils sont guidés par les lois du marché, et non par la philanthropie. A nous de nous comporter en consommateurs avertis et responsables : les outils du libre choix sont prévus par le législateur, il faut s'en servir.

# Table des matières

# Les clefs de l'équilibre alimentaire

# Les clefs de l'équilibre alimentaire

*1*

# Le lait et les produits laitiers

## *Rôle*

On vous le dit, on vous le répète, il faut consommer 3 produits laitiers par jour. Pourquoi? Principalement pour l'apport en **calcium**. C'est, comme chacun le sait, le principal constituant des os. L'os est un tissu vivant et comme tel, il est le siège d'un constant renouvellement cellulaire. Il constitue aussi la réserve en calcium de l'organisme, lequel calcium est indispensable à d'autres fonctions comme par exemple la contraction musculaire. Ce n'est donc pas parce qu'on a achevé sa croissance que l'on n'en a plus besoin. On trouve bien sûr du calcium dans d'autres aliments mais c'est celui apporté par le lait qui est le mieux assimilé par notre organisme. On parle de "**biodisponibilité**". (A noter toutefois que le calcium de l'eau est aussi très bien assimilé). Le lait contient aussi de la **vitamine D** qui favorise l'assimilation du calcium et sa fixation sur les os. Attention, la vitamine D est liposoluble, c'est à dire qu'elle n'est présente que dans la matière grasse du lait. Toutefois, cette vitamine peut aussi être trouvée dans d'autres produits, exclusivement d'origine animale, principalement les poissons gras (saumon, maquereaux, sardine,...) la palme, bien sûr, revient à l'huile de foie de morue !!

Le lait est aussi une intéressante source de **protéines**, de **vitamines** (notamment **A**, **D**, **B2** et **B12**), de **minéraux** (**calcium**, **phosphore**, **magnésium**, **potassium**) et contient aussi des **glucides** (le **lactose**)

## *Quantités recommandées:*

Pour respecter les recommandations de 3 produits laitiers par jour, la répartition classique est la suivante:

- un bol de lait le matin (25 cl)

- une portion de fromage à midi (30 g pour les fromages à pâte molle style camembert, roquefort, etc..., 20g pour les fromages à pâte pressée comme l'emmental)

- un yaourt le soir

Il ne s'agit là que d'un exemple basé sur nos habitudes mais rien ne vous empêche de consommer un yaourt à chaque repas!

Pour les fromages, attention toutefois aux "graisses cachées".

## *Choix:*

Le choix des produits laitiers doit tenir compte de leur teneur en matière grasse mais aussi en sucres ajoutés qui sont très variables selon le produit proposé.

**Lait entier**: 3,8 % de matière grasse. 63 kcal/100ml (couleur conventionnelle: rouge)

**Lait demi-écrémé**: 1,6 % de matière grasse. 46 kcal/100ml (bleu)

**Lait écrémé**: 0% (en fait, " traces ") de matière grasse. 35 kcal/100ml (vert)

Nous consommons essentiellement du lait de vache, mais les laits de chèvre ou de brebis sont tout aussi intéressants nutritionnellement, avec un goût plus prononcé, toutefois ; le lait de brebis étant le plus riche en matières grasses des trois.

**ATTENTION:**

Le terme de "**produit laitier**" ne concerne pas les produits élaborés "contenant du lait". On les appelle " desserts lactés ". Ils contiennent en principe au minimum 50% de lait mais aussi beaucoup (trop ?) de sucres et de gras. Par exemple crème caramel, riz au lait, etc.... On va bien sûr les consommer pour le plaisir, on aurait tort de s'en priver, mais ils ne doivent raisonnablement pas figurer dans nos habitudes quotidiennes.

## *Les fromages :*

Il en existe pour tous les goûts ! Fromage à pâte molle (camembert, munster,...) à pâte pressée (emmental, comté, ..), à pâte persillée (roquefort, bleu,...), mais aussi, fromages frais et fromages blancs (qui ne sont donc pas affinés), ils font partie intégrante de notre culture culinaire.

**"Si vous ne buvez pas de lait, mangez-en!"** disait le slogan. Et de fait, une portion de fromage remplace un bon bol de lait, du moins en ce qui concerne **l'apport calcique**. Il faut cependant tenir compte de la teneur en matière grasse.

Pendant longtemps, le pourcentage en matières grasses des fromages était exprimé "sur extrait sec". Le décret du 27 avril 2007 permet de définir ce taux sur le poids total, c'est à dire tout simplement sur le produit effectivement consommé.

A titre d'exemple, un camembert estampillé "45% MG" contient en fait 21% MG. Bon, ce n'est pas malgré tout très léger, nous sommes d'accord, mais n'oublions pas qu'une portion de ce fromage devrait être en principe de 30g, soit 6,3g MG; à prendre bien sûr en considération dans la ration quotidienne mais....

## *Les yaourts:*

Ils renferment des ferments lactiques qui restent actifs dans l'intestin, facilitent la digestion et participent à la protection du côlon en favorisant le maintien de sa flore. C'est pourquoi on les appelle des "**probiotiques**".

Un yaourt (125g) en contient 1250 millions....

### Bon à savoir !

La mention "**riche en calcium**" (ou "**source de calcium**") est une simple information: oui, les produits laitiers sont sources de calcium, mais le yaourt portant cette mention contient autant de calcium que sont voisin muet. Par contre, l'allégation "**enrichi en calcium**" signifie qu'effectivement, il en contient plus que le produit de référence, auquel cas, il doit être obligatoirement indiqué sur l'emballage l'incidence de cet apport en regard des "**ajr**": **Apports Journaliers Recommandés.**

### Le lait est-il mauvais pour la santé ?

Le lait, notamment de vache, fait l'objet depuis déjà un certain temps d'une sorte de "cabale". Certains prétendent qu'il est mauvais pour la santé. L'argument principal des "anti-lait de vache" est que celui-ci contiendrait des hormones de croissance destinées au veau et donc inappropriées pour les humains; le concept est séduisant sauf que...sauf que le lait, qu'il soit de vache ou de n'importe quel autre mammifère, ne contient aucune hormone. Dans ce que Dame Nature a prévu, les hormones de croissance sont secrétées par l'organisme en croissance lui-même et jamais apportées par l'alimentation (sauf intervention humaine frauduleuse mais ça, c'est une autre histoire...).

Pour autant, le lait n'est pas une boisson anodine, mais un "aliment liquide", c'est d'ailleurs sa vocation première... En abuser va donc forcément déséquilibrer votre ration à l'instar de n'importe quel autre aliment d'apport énergétique conséquent. Mais je persiste : le lait reste la meilleure source de calcium alimentaire.

Par contre, les cas d'allergies existent bel et bien. Attention à ne pas confondre "**allergie**" et "**intolérance**". L'allergie aux protéines du lait peut provoquer un choc anaphylactique qui est une urgence absolue. Elle met en cause les protéines du lait autrement dits les **caséines**.

L'intolérance concerne le **lactose** qui est le glucide du lait. Le lactose est digéré grâce à une enzyme présente dans notre intestin: la **lactase**. Celle-ci est fragile et disparait facilement de notre flore intestinale en cas de traitement antibiotique, par exemple, ou si elle n'est pas suffisamment sollicitée... c'est à dire, en l'absence prolongée de consommation de lait. D'où, l'impression que le lait est indigeste.

## *Les laits de "substitution"*

Le lait de soja n'a de lait que le nom...qu'il doit à sa seule couleur. Il ne peut en aucun remplacer le lait (d'un point de vue nutritionnel, s'entend) puisqu'il ne contient **ni calcium, ni Vitamine D**. Idem pour les laits d'amande ou de riz, ceci n'enlevant rien à leurs autres qualités nutritionnelles et gustatives.

## *2*

# Les fruits et légumes verts crus (crudités) ou cuits (cuidités)

On parle de **légumes "verts"** non pas en référence à leur couleur (la tomate, la carotte sont des légumes verts..) mais pour les distinguer des **légumes féculents** (ou **"amylacés")** comme la pomme de terre, les lentilles... qui ont des caractéristiques nutritionnelles différentes.

## *Rôle :*

C'est avant tout un rôle **protecteur**. Ils nous apportent des **vitamines**, des **minéraux** et des **fibres,** ainsi qu'une quantité non négligeable d'eau: 500 g de légumes apportent environ 1/2L d'eau.

Une consommation régulière et en quantité suffisante réduit très significativement les risques de **cancer**, de **maladies cardiovasculaires**, d'**obésité** et de **diabète de type II** (**non insulinodépendant**).

Très pauvres en protéines et en lipides, pauvres en glucides, ils sont à consommer sans modération, avec un **apport énergétique moyen de 20 Cal/100g**

Les fruits, quant à eux, contiennent plus de glucides, (principalement du **fructose**) et ont une **valeur énergétique moyenne de 50 Cal/100g.**

### Apport en vitamines:

Ce sont principalement des **vitamines** du groupe **B**, indispensables à un bon métabolisme, en particulier la vitamine B9 (folates) dont ce groupe constitue notre principal pourvoyeur; la **vitamine C,** antioxydante, qui booste les défenses immunitaires et la **provitamine A** (ou **bétacarotène**) présente dans les fruits et légumes jaune-orangé et qui est un précurseur de la **vitamine A**, également antioxydante.

La **vitamine C** est la plus fragile. Elle est notamment en grande partie détruite par la chaleur, l'oxygène et la lumière. C'est pourquoi il est recommandé de consommer des fruits et légumes crus **(crudités)** chaque jour. Bien sûr, tous ne présentent pas le même intérêt. On connait la bonne réputation des agrumes pour l'apport en vit C, laquelle est en outre bien protégée de la lumière et de l'oxygène par leur épaisse peau. Toutefois, le kiwi contient 3 fois plus de Vit C que l'orange.

On trouve aussi bien sûr de la vitamine C en quantité intéressante dans de nombreux légumes (choux, poivrons, navets, tomates, radis, ...) n'oublions pas cependant sa fragilité à la cuisson, il vaut donc mieux les consommer crus ou au moins peu cuits.

### Apport en minéraux

Les fruits et légumes sont aussi riches en minéraux, en particulier **magnésium** et **potassium** dont nos besoin quotidiens sont couverts à hauteur de 30% par la consommation de 500 à 600 g de fruits et légumes.

Par contre, le **Calcium** et le **Fer** contenus dans les végétaux sont très mal absorbés, cet apport reste donc insignifiant.

Vitamines et minéraux sont présents en quantité variables, il est donc important de varier au maximum les fruits et légumes consommés de façon à obtenir le plus large éventail de leurs qualités nutritionnelles.

### Fibres alimentaires:

Les fibres plus ou moins abondantes dans les fruits et légumes, sont pour la plupart indigestibles et servent de "ballast" du bol alimentaire. Elles contribuent à la protection du colon, à la **régularisation de la glycémie et de la cholestérolémie**.

Elles peuvent toutefois être irritantes pour l'intestin, surtout chez les végétaux vieux. Le mieux est donc de consommer crus plutôt des légumes jeunes et de cuire les autres, la cuisson ayant la propriété d'attendrir les fibres.

## Quantités recommandées :

**"5 fruits et légumes par jour !!"**, assène le slogan. Vous ne l'avez jamais vu ou entendu ? Vous venez sûrement d'une autre planète !

En fait, il est vrai que notre alimentation moderne ne fait pas la part belle à ce groupe et c'est bien dommage.

Cependant, ce sage conseil peut être diversement interprété : il ne s'agit pas de **5 sortes** de fruits et légumes mais bien de **5 portions**. Il ne suffit donc pas de manger une assiette de ratatouille pour avoir son quota... Ceci dit, il est tout de même très important de varier les choix afin de bénéficier de façon optimale de tous leurs atouts.

## Les légumes verts

Sauf pathologies particulières, les légumes verts sont toujours donnés "à volonté" même dans les régimes amincissant. Je dirais même " surtout" dans les régimes amincissants puisque leur teneur en **fibres** et en **eau** leur confère un maximum d'effet rassasiant pour un minimum d'apport calorique : leur rôle dans l'organisme est à visée protectrice et non énergétique. (Il y a bien évidemment quelques exceptions que votre bon sens connaît, comme l'avocat, riche en lipides, qui apporte près de 400 kcal/100g,...)

Pour faire simple, on conseille un **minimum de 400g de fruits et légumes verts par jour** et...il n'y a pas de maximum "recommandé", hormis votre propre tolérance.

Et à ce propos, j'ouvre ici une petite parenthèse sur les **crucifères** : choux verts, rouges ou frisés, brocolis, chou-fleur, navets, radis, etc... largement "responsables" de la bonne réputation des légumes, grâce à leur exceptionnelle richesse en **antioxydants**. (Attention, ceux-ci sont sensibles à la cuisson, préférez donc une consommation crue ou une cuisson courte). Les crucifères occasionnent fréquemment, comme vous l'avez très certainement constaté, des petits désagréments digestifs, justement dus à ces antioxydants. Inutile donc d'en abuser, même pour la bonne cause... Sachez cependant que la flore intestinale et colique s'adapte tout naturellement à nos habitudes alimentaires (il suffit d'un voyage dans de "lointaines contrées" pour s'en rendre compte...). Si vous consommez régulièrement des crucifères, ces désagréments s'estomperont, à noter toutefois que le brocoli est le moins "agressif" de la famille.

## *Les fruits:*

Ainsi que nous l'avons évoqué, les fruits sont généralement plus caloriques que les légumes verts. C'est pourquoi on il est préférable de ne pas en consommer plus de trois portions par jour: par portion, on entend l'équivalent poids d'un fruit moyen comme une pomme, soit plus ou moins 100g. Plus empiriquement, on peut considérer qu'une portion est représentée par la quantité de fruits qui tient dans une main: 1 pomme, 1 poire, 1 pêche, 2 abricots, 1 dizaine de cerises, ...De même que pour les légumes, il est nécessaire de varier les choix car leurs valeurs nutritionnelles sont complémentaires.

Les fruits sont fréquemment consommés crus et constituent donc une excellente source de Vitamine C.

### L'ananas brûle-t-il les graisses?

Comme tous les fruits, l'ananas est riche en vitamines, minéraux et fibres. Il contient aussi de nombreuses enzymes, dont la **bromélaïne** (ou **broméline**), qui a la propriété de "pré-digérer" les protéines, c'est-à-dire qu'elle découpe les molécules de protéine, les rendant ainsi plus faciles à assimiler au niveau de l'intestin. C'est probablement de là que lui vient cette réputation usurpée de "brûle-graisse".

Quoiqu'qu'il en soit, cette enzyme n'est présente que dans les parties vertes du fruit (feuilles et tige)...

Mais soyons sérieux: aucun aliment ne "consomme des calories". Si on s'alimente, c'est pour apporter du carburant à l'organisme, pas pour lui en enlever!

L'ananas figure dans le régime alimentaire normal de bon nombre de populations pour qui la perte de poids n'est pas la préoccupation principale!!..

Ceci dit, il reste un fruit bourré d'atouts, pour un apport calorique relativement faible, soit 50 kcal pour 100g.

### La pomme fait-elle baisser le taux de cholestérol sanguin?

La pomme est particulièrement riche en **pectine**, une fibre qui peut emprisonner les molécules de lipides et les empêcher ainsi d'être assimilées au niveau de la paroi intestinale, et donc de passer dans l'organisme. Cela permet bien évidemment de limiter l'apport en matières grasses, notamment saturées puisque celles-ci constituent une bonne partie de notre alimentation et sont particulièrement impliquées dans l'hypercholestérolémie. Et il semble bien en effet qu'une consommation suffisante et régulière fasse baisser le taux de cholestérol.

## *Les fruits secs:*

Ils se caractérisent par leur faible concentration en eau. On distingue :

**Les fruits secs naturels** (fruits à coque oléagineux) comme la noix, la cacahuète, la noisette, l'amande, ... Très énergétique (**600 kcal/100g**), ils sont riches en **vitamines** et **minéraux**, ainsi qu'en **oméga 3 et 6**. A condition de ne pas en abuser à cause de cette forte densité énergétique, ils s'intègrent parfaitement dans une alimentation équilibrée et font même un excellent coupe-faim. (5 ou 6 par jour est l'idéal)

**Les fruits séchés** comme la banane, l'abricot, la datte, la figue, ... qui ont subi une déshydratation et l'ajout de sucre. De ce fait, ils sont un condensé des bienfaits des fruits frais (surtout **fibres** et **minéraux**), avec une teneur en **sucre** importante et un apport calorique conséquent.

## *5 fruits et légumes par jour!*

A titre purement indicatif, et pour montrer que suivre cette recommandation n'a rien d'insurmontable, voici un exemple de répartition des plus classiques:

Les clefs de l'équilibre alimentaire

- ᔕ au petit déjeuner : 1 fruit ou 1 jus de fruit.

- ᔕ à midi, une crudité en entrée + légume cuit (haricots verts ou autre) en accompagnement du plat principal.

- ᔕ au goûter : 1 fruit.

- ᔕ le soir : 1 soupe.

## *Choix :*

**Frais**, **surgelés** ou **appertisés** (conserves), c'est avant tout une question de goût, de budget et aussi, bien sûr, de contraintes d'organisation. En fait, les caractéristiques nutritionnelles varient peu. Les vitamines et les minéraux sont relativement peu détruits par ces traitements technologiques.

Les légumes sont des organismes vivants et comme tels, une fois récoltés (donc "tués"), ils se détruisent. Les légumes surgelés ou appertisés sont conditionnés immédiatement après la récolte. Ces traitements stoppent le processus de dégradation et par conséquent, la valeur nutritionnelle de l'aliment est préservée. Ce qui n'est pas le cas d'un légume "frais" qui a attendu trop longtemps à température ambiante. (à noter que la conservation au réfrigérateur ralentit aussi, sans toutefois la stopper, cette autodestruction).

En ce qui concerne la **cuisson**, éviter autant que possible la cuisson dite "à l'anglaise" dans une grande quantité d'eau bouillante: en effet, par un phénomène d'osmose, les minéraux et les vitamines ont tendance à fuir dans l'eau de cuisson. Vous perdez ainsi une partie de l'apport nutritif, à moins bien sûr de consommer aussi cette eau (potages,...) Préférez donc une cuisson vapeur, à l'étuvée, en papillote, etc... Les légumes gardent ainsi toute leur valeur nutritionnelle.

*3*

# Viandes, poissons et œufs (VPO)

## *Rôle :*

C'est avant tout un rôle constructeur :

Ce groupe apporte les **protéines** dont nous avons besoin pour bâtir les muscles et autres tissus. Contrairement aux protéines végétales qui sont déficientes en un ou plusieurs **acides aminés essentiels**, les protéines animales constituent une combinaison d'acides aminés immédiatement exploitables pour la construction tissulaire.

Ce groupe d'aliments représente aussi une source importante de **vitamines** et de **minéraux**.

## *Quantités recommandées:*

L'apport quotidien en protéines est fonction du poids "idéal" de chaque individu (le poids qu'il "devrait" faire). On peut cependant définir une fourchette raisonnable, apportée par **120 à 180g de viande (ou poisson ou œuf) par jour**. En réalité, nos habitudes alimentaires sont largement plus généreuses dans ce groupe… Les protéines sont mieux assimilées si elles sont réparties sur plusieurs repas, mais si vous avez déjà pris une entrecôte de 300 g à midi, il n'est pas nécessaire de remettre ça le soir !

## *Les viandes:*

Viande rouge et viande blanche, à quoi tient cette différence? Tout simplement à la teneur en **myoglobine**. La myoglobine, cousine de l'hémoglobine, est uniquement présente dans les muscles et constitue en quelque sorte leur réserve en **oxygène**. La richesse du muscle en myoglobine est l'apanage d'animaux qui, à l'origine, (c'est à dire, avant que l'homme ne s'occupe de leur cas…), étaient destinés à couvrir de longues distances: cheval, bœuf, mais aussi…canard qui est avant tout un oiseau migrateur. C'est pourquoi ils fournissent une viande beaucoup plus rouge que des animaux comme le porc, le poulet…

L'oxygène fixant le **fer**, il en découle tout naturellement que les viandes rouges sont les plus riches en **fer**.

Les teneurs en vitamines et minéraux sont variables selon les origines, il est donc toujours intéressant de varier les choix.

## Les vitamines de la viande:

La viande est source **de vitamines du groupe B**: surtout **B3**, **B6**, et **B12**. Les foies contiennent de la **vitamine A** en quantité intéressante. La viande de porc est particulièrement riche en **vitamine B1**.

## Les minéraux de la viande:

Il s'agit du **Fer**, du **Zinc** et du **Sélénium**.

Comme nous l'avons vu, la viande rouge est une excellente source de **fer**. C'est pourquoi il est conseillé d'en consommer au moins une fois par semaine. Le **fer** dit **"héminique"** (=présent dans l'hémoglobine et la myoglobine) est 10 fois mieux assimilé que celui présent dans d'autres aliments. Les plus fortes teneurs en fer se trouvent, tout à fait logiquement, dans les **abats**, notamment le foie, organe fortement vascularisé, mais surtout bien sûr dans le boudin noir, puisqu'il est élaboré à partir de sang. (Attention toutefois au fort taux de matière grasse de ce produit).

Une "mine de fer" également: la **viande des Grisons**, qui n'est autre que du bœuf traité en salaison (c'est la seule "charcuterie de bœuf")...

Les viandes blanches apportent moins de fer, mais leur intérêt nutritionnel en terme d'apport protéique reste par ailleurs équivalent à celui de la viande rouge.

Les différentes sortes de viandes, qu'elles soient rouges ou blanches, sont plus ou moins riches en matières grasses. En fait, il existe des morceaux maigres et des morceaux gras dans toutes les origines (bœuf, veau, volaille, porc, agneau...), chacun peut y trouver son compte en harmonisant ses goûts et ses impératifs. Dans le cas des viandes blanches, la graisse est principalement localisée sur le pourtour. Elle est ainsi facile à repérer et donc éventuellement à enlever, tandis que dans la viande rouge, elle se trouve le plus souvent disséminée dans le réseau protéique (on parle de viande "persillée"). Bien sûr, les viandes grasses ont des qualités gustatives plus prononcées, les lipides étant fixateurs de goût, mais... on ne peut pas tout avoir en même temps!

A fuir de préférence, les steaks hachés à 15% de matière grasse. Franchement, 15%, c'est plus gras qu'une viande grasse, soit plus de **200 kcal pour 100 g** !!

## *Le poisson et les fruits de mer :*

Les protéines présentes dans les poissons et fruits de mer sont de qualité équivalente à celles de la viande, et dans les mêmes proportions. On remplacera donc indifféremment 100g de viande par 100g de poisson.

On attribue volontiers au poisson le label d' "aliment santé". Cela est principalement dû à sa faible teneur en **matières grasses**:

- **moins de 3%** pour les fruits de mer et les poissons maigres (colin, lieu, sole, cabillaud,...)

- **de 3 à 5%** pour les poissons demi-gras (sardine, carpe,...)

- **de 5 à 10%** pour les poissons gras (maquereau, hareng, saumon, thon, truite,...)

En outre, les lipides des poissons sont de qualités intéressante, ce sont les fameux "**oméga 3**" que l'on trouve surtout dans les poissons gras des mers froides. Ce sont ces lipides qui ont fait la bonne réputation du **saumon**. Malheureusement, le saumon d'élevage a perdu ces vertus en raison d'une alimentation à base de farines animales qui change la qualité de ses acides gras. Mieux vaut donc consommer du **saumon sauvage**. Le poisson gras est aussi une source très intéressante de **vitamine D.**

Les poissons et fruits de mer sont sources de **minéraux** et **oligoéléments.**

De façon générale, les poissons de mer sont une importante source d'**iode**, tandis que les poissons d'eau douce sont plus riches en **potassium**, **phosphore** et **magnésium.**

Enfin, le poisson représente une source majeure de **sélénium.**

Pour ce qui est des vitamines, on trouve de la **vitamine A**, surtout dans les **foies** (morue, thon), de la **vitamine D**, (poissons gras, foie), et de la **vitamine B12**.

### Le poisson cru:

La mode est aux sushis, il faut cependant savoir que les poissons peuvent héberger des parasites très pathogènes pour l'homme. Ces parasites sont détruits par la cuisson. Ils sont aussi en grande partie détruits par une congélation suffisamment prolongée (72 heures minimum).

Le poisson cru contient aussi une enzyme (la **thiaminase**) qui s'attaque à la **Vitamine B1**. Il faudrait plus qu'une consommation épisodique de sushis pour se retrouver en carence de cette vitamine, mais c'est toujours bon à savoir ! La thiaminase est détruite par la cuisson.

### Le surimi:

On a dit tout et n'importe quoi sur le surimi (appelé aussi parfois, à tort, "bâtonnet de crabe"). Contrairement aux idées reçues, il ne s'agit pas d'un pur produit de la technologie agroalimentaire destiné à se débarrasser habilement des déchets de poissonnerie... C'est en fait une **méthode de conservation des poissons**, vieille de quelque 4 siècles et qui nous vient du Japon. Du fait de l'ajout d'amidon, d'eau, d'huile et de sucre, son apport protéique s'en trouve diminué mais reste cependant correct. La couleur orangée de la surface est due à l'ajout de paprika.

## L'œuf:

Il faut réhabiliter l'œuf! Il apporte des **protéines** de grande valeur nutritionnelle, notamment l'**ovalbumine** (dans le blanc) qui est composée de tous les acides aminés essentiels. Deux œufs équivalent à 100g de viande en terme d'apport protéique pour **10% de matière grasse**, exclusivement présente dans le jaune. Le blanc d'œuf n'est lui constitué que de protéines.

L'œuf souffre d'une mauvaise réputation qui n'est pas méritée. C'est vrai qu'il contient un peu de **cholestérol**, mais tout d'abord, nous avons besoin de cholestérol qui fait partie intégrante de notre physiologie et d'autre part, on sait maintenant que le cholestérol alimentaire a très peu d'influence sur l'excès de cholestérol sanguin (hypercholestérolémie): sont en cause plutôt un excès de consommation de graisses saturées et/ou un dysfonctionnement du foie.

L'œuf est source de **vitamines A, D, E, B9, B2, B12**. Il apporte aussi **Fer, Zinc, Phosphore** et **Sélénium**.

L'œuf est donc une bonne alternative à la viande à un prix défiant toute concurrence! en dehors, évidemment des cas d'**allergie**...

L'allergie à l'œuf exige l'exclusion des œufs et de toute préparation en contenant. Elle disparait généralement après l'âge de 5 ans mais peut, rarement, persister la vie durant.

## *Les charcuteries.*

Elaborées à partir de viande, elles sont donc aussi source de protéines. Il convient cependant d'en limiter la consommation en raison de leur richesse en **matière grasse** (exception faite du jambon blanc) et en **sel**.

*4*

# Les féculents

Pâtes, riz, pain, pommes de terre, légumes secs,... voilà nos fameux "sucres lents".

## *Rôle:*

C'est de **l'énergie à long terme**. En effet, comme les fruits et légumes verts, les féculents contiennent des **glucides** qui sont le carburant de l'organisme. Mais les glucides des féculents sont des molécules longues et ramifiées que nos enzymes ont donc plus de mal à attaquer. Le glucose issu de la digestion des féculents est distribué plus lentement dans le circuit sanguin, d'où le terme de "**sucre lent**".

C'est une erreur de supprimer les féculents même dans un régime amaigrissant et c'est en fait une des principales causes d'échec de ces régimes. Bien entendu, en raison d'un apport calorique conséquent, il convient de les consommer en quantité raisonnée, mais en aucun cas les exclure de la ration. Ils nous évitent notamment d'avoir de nouveau faim une heure après le repas...

Parmi les féculents, **les légumes secs** (ou **légumineuses**) sont les champions du "sucre lent". Ils sont en effet à l'état brut, sans "raffinage", tel que peuvent en subir le riz ou les pâtes.

Les légumes secs (lentilles, pois chiches, pois cassés, haricots blancs, flageolets...) sont aussi riches en **protéines végétales** et en **minéraux** (en particulier le **magnésium** dont notre alimentation moderne manque souvent).

Les céréales complètes et les légumineuses sont une excellente source de **fibres** et leur teneur en vitamine et minéraux sont plus importantes que celle des céréales raffinées.

## *Quantités recommandés :*

Mangez des féculents...à votre faim ! Ni plus, ni moins. Le dosage « classique » d'une part est d'environ **60 g** de pâtes, riz ou légumes secs pesés crus ; **50 g** de pain ; **2** pommes de terre moyennes C'est, je le rappelle, une moyenne. Il faut bien sûr tenir compte des critères individuels. Si vous souhaitez limiter votre apport énergétique, réduisez tout simplement ces proportions, mais ne bannissez pas les féculents de votre alimentation !

### Gluten ou pas gluten ?

Le gluten est la **fraction protéique** contenue dans la plupart des céréales (blé, orge, seigle et avoine). Il est impliqué dans le processus de panification : c'est lui qui donne son élasticité à la pâte.

**L'intolérance au gluten** ou **maladie cœliaque**, à forte connotation génétique, se traduit par la destruction des parois de l'intestin grêle lors de l'ingestion de gluten. Aucun traitement médicamenteux n'existant, les patients atteints doivent obligatoirement suivre à vie un régime sans gluten.

La consommation de gluten ne provoque pas la maladie cœliaque, elle la révèle.

Si vous ne souffrez as de cette maladie, vous n'avez aucune raison de vous priver de céréales qui sont à la base de l'alimentation occidentale, en particulier le blé.

*5*

# Les matières grasses

## *Rôle:*

Les lipides ont une fonction **énergétique** et **constructrice**. En cuisine, ils ont la propriété de fixer les arômes et de rendre ainsi les préparations plus savoureuses.

En nutrition, on distingue les **matières grasses de constitution** des aliments (on parle de "graisses cachées ») et les **matières grasses d'ajout** (assaisonnement et cuisson).

D'un point de vue qualitatif, les commentaires suivants s'appliquent aux deux sources.

Il existe 2 principales variétés de **lipides** (en fait, d'**acides gras**. Les acides gras sont les molécules qui confèrent leurs propriétés aux lipides. C'est donc le mot "**lipides**" que l'on utilise par simplification):

- Les **lipides saturés** que l'on trouve plutôt dans le beurre et les graisses d'animaux ruminants (bœuf, mouton...) mais aussi dans l'huile de palme, de coco ou de coprah.

- Les **lipides insaturés** dont on distingue deux qualités:

     - **mono insaturés (oméga 9):** principalement dans l'huile d'olive.

     - **polyinsaturés (omégas 3 et 6):** dans les autres huiles végétales (tournesol, colza) et les huiles de poisson.

Il est à noter que la qualité des lipides d'animaux monogastrique (porc, cheval) et des animaux de basse-cour est influencée par leur propre alimentation. Actuellement souvent nourri à base de farine de soja, ils développent une graisse riche en **acides gras insaturés**.

## Quantités recommandées

*Dans la pratique, on recommande de limiter les graisses saturées et de privilégier les graisses insaturées.*

Les matières grasses d'ajout sont principalement le **beurre**, la **crème fraîche** et les **huiles végétales**. D'un point de vue **qualitatif**, nous avons vu que le beurre et la crème fraîche sont plutôt saturées et les huiles végétales plutôt insaturées (exception faite des huiles de palme, de coco et de coprah, comme vu précédemment).

Voyons maintenant l'aspect **quantitatif**: il est en effet plus facile de quantifier ces graisses que les "graisses cachées". Bien évidemment, une secrétaire d' 1,50m n'aura pas les mêmes besoins qu'un rugbyman d' 1,90m. (C'est d'ailleurs valable pour l'ensemble de la ration, question de bon sens!). Je vous donne donc une "fourchette" qu'il convient d'adapter aux situations.

- 10 à 20 g de beurre par jour

- 15 à 30 g d'huile

La répartition idéale étant : du beurre sur les tartines du petit déjeuner et de l'huile pour la cuisine.

## *Choix :*

### Les huiles végétales :

Elles contiennent de la **vitamine E** et, en proportions diverses selon leur origine, des **omégas 3, 6,9**…

Afin de bénéficier de façon optimale de tout l'éventail de leurs propriétés nutritionnelles, il est nécessaire de **varier les huiles** et ne pas se focaliser sur une seule. Je pense là notamment aux inconditionnels de l'huile d'olive qui est, certes, une très bonne huile, particulièrement riche en acides gras mono-insaturés (**omégas 9**), mais pauvre en polyinsaturés (**omégas 3 et 6**). Il faut donc bien sûr l'intégrer dans votre alimentation, mais ne pas oublier non plus les huiles de tournesol, colza..., dans la limite évidemment des quantités recommandées!

Je tiens au passage à préciser qu'il n'existe pas d'huile "légère". L'huile, quelle qu'elle soit, c'est **100% de matière grasse**. Point. A titre de comparaison, le beurre et la margarine sont à **82%** (sauf les allégés...), la crème fraîche entière **30 à 35%.**

Vous avez certainement pu constater sur les étiquettes (puisque vous les lisez...) que certaines huiles sont pour friture et assaisonnement et d'autres uniquement pour assaisonnement: cela est dû à leur teneur en **polyinsaturées**. Ces acides gras sont en effet assez fragiles: ils supportent mal les très hautes températures qui les dénaturent. De même, il faut les préserver de l'oxydation responsable du rancissement. (Autrement dit, bien reboucher la bouteille!).

### Le beurre

Il contient de la **vitamine A.**

Le beurre constitue une matière grasse très digeste à condition d'être consommé cru. Il est riche en **acides**

**gras saturés** accusés de favoriser les maladies cardiovasculaires. Il convient donc de limiter cet apport sans toutefois l'éliminer de votre ration. La crème fraîche est aussi, pour la même raison, à consommer avec modération.

### Les autres graisses animales

Elles sont relativement peu représentées comme matière grasse d'ajout dans notre alimentation, il s'agit de la **graisse de bœuf**, la **graisse de porc** (ou **saindoux**), et de la graisse de **canard et d'oie**.

De même que certaines huiles végétales sont à éviter, certaines graisses animales sont du "bon gras". En particulier les graisses de canard ou d'oie dont la composition est proche de celle de... l'huile d'olive!

### Les matières grasses hydrogénées ou partiellement hydrogénées.

L'industrie a recours à ce procédé qui consiste à **saturer (= hydrogéner)** partiellement des acides gras **insaturés**. Pourquoi transformer du "bon gras" en "mauvais gras", me direz-vous ? Tout simplement pour obtenir à bas coût (le beurre est relativement cher) une texture plus ferme, plus de croustillant et une meilleure conservation des produits notamment en biscuiterie et viennoiserie industrielle. Regardez bien la liste des ingrédients: s'il y apparaît le terme "**matière grasse (ou huile végétale)**

**partiellement hydrogénée"**, mieux vaut éviter ces produits ou en tout cas, ne les consommer qu'occasionnellement.

### La margarine

C'est, au départ, un **substitut du beurre**. Elle a été inventée à la suite d'un concours lancé par Napoléon III pour trouver une matière grasse moins onéreuse que le beurre et plus facile à conserver, en vue des campagnes militaires. Comme le beurre, il s'agit d'une émulsion de matière grasse (environ 82 %) dans de l'eau. La matière grasse du beurre vient du lait et est donc surtout constituée de lipides saturés, tandis que celle de la margarine est de l'huile végétale (en général tournesol et colza) qui est plutôt insaturée. Cependant, pour obtenir la texture "pâte à tartiner" proche de celle du beurre, cette huile végétale doit être partiellement hydrogénée...cherchez l'erreur !

Certaines margarines vantent des bénéfices pour la santé grâce à l'adjonction de **phytostérols,** je reviendrai sur ce sujet au chapitre 9 sur les "allégations santé".

### L'huile de palme est –elle vraiment mauvaise ?

Certaines huiles végétales, utilisées dans l'industrie en raison de leur faible coût, sont très riches en **lipides saturés** : il s'agit notamment des **huiles de palme**, mais aussi de **coprah,** présentes en particulier dans les biscuits et viennoiserie industrielles bas de gamme. Lorsqu'on conseille de privilégier la consommation des huiles végétales par rapport aux graisses animales, il convient bien évidemment d'exclure de ce conseil ces huiles dont la composition les rapproche plus du beurre en termes d'effets délétères. Ni plus, ni moins. Mais du fait de leur présence dans beaucoup de produits de consommation courante,  on peut être amenés à dépasser sans s'en rendre compte la quantité raisonnable de lipides saturés.

# *6*

# Les boissons

L'eau dont nous avons besoin, et qui compose environ 70% de notre organisme, a deux origines : l'eau de boisson et l'eau de constitution des aliments.

### Faut-il boire 1,5 l par jour comme on le préconise souvent ?

En fait, oui et non. Il s'agit d'une moyenne que différents facteurs peuvent faire varier : la température extérieure, l'activité physique, l'alimentation,... Quoiqu'il en soit, il est important de boire suffisamment, avant même de ressentir la sensation de soif qui est déjà le signe d'une légère déshydratation. Sachez tout de même que votre organisme ne peut pas absorber plus d'un litre d'eau par heure. Il vaut donc mieux boire régulièrement par petites quantités.

Que boire ?

## *L'eau :*

Elle est la seule boisson indispensable. Alors, eau minérale, eau de source ou eau du robinet ?

**L'eau du robinet** est parfaitement convenable et présente toutes les garanties de salubrité. Dans certaines régions, ou selon les conditions climatiques, elle peut parfois avoir mauvais goût en raison d'un traitement chimique et pousser les consommateurs à se tourner vers les eaux en bouteille.

En Europe, les **eaux de source** sont des eaux issues de nappes souterraines non polluées et qui n'ont subi aucun autre traitement que la filtration.

Les **eaux minérales** sont des eaux de source qui ont des propriétés bénéfiques pour la santé.

Rappelons que le **Calcium** et le **Magnésium** contenus dans l'eau sont très bien assimilés par l'organisme. Les eaux calciques et/ou magnésiennes peuvent donc constituer un apport intéressant. Soyez vigilant toutefois à la teneur en **S**odium (sel), qui va souvent de pair avec une forte minéralisation.

## *Les jus de fruits :*

Il suffit de se rendre dans les rayons "jus de fruits" d'un supermarché pour se faire une idée de leur succès! Il y en a pour tous les goûts et pour toutes les bourses. Bien sûr, rien ne vaut un vrai jus de fruit maison mais, reconnaissons-le, il est plus pratique d'ouvrir une bouteille ou une brique.

Préférez les "**100% pur jus**" qui sont issus de fruits pressés, sans ajout de sucre, et de qualité nutritionnelle supérieure aux "**à base de concentré**". (Attention aux petits malins qui estampillent "100% de fruits" ce qui ne veut rien dire quant à la qualité du jus).

Evitez les **nectars** qui sont à base de purées de fruits et de sucre.

Les jus de fruits ne peuvent pas vraiment remplacer les fruits dont ils sont issus puisqu'ils n'en contiennent pas la chair ni les fibres (même lorsqu'ils sont "avec pulpe").

Ne négligeons pas cependant leur apport calorique, surtout dans le cas des nectars!

## *Les sodas:*

La consommation de sodas (coca, Schweppes, limonade, etc...) devrait rester un plaisir exceptionnel! Un verre de coca contient l'équivalent de 7 morceaux de sucre!

Bien sûr, vous pouvez opter pour des boissons **"light"** qui, effectivement, ne contiennent pas de sucre (donc 0 calories) mais un édulcorant de synthèse (qui est en général de l'aspartame).

## *Café et tisanes:*

Le **café** est, après l'eau, la boisson la plus consommée. La **caféine** contenue dans le café, mais aussi dans le thé (et appelée alors théine) ainsi que dans le cacao et diverses autres plantes mais en faible quantité, est un psychotrope qui stimule le système nerveux. Bien sûr, il ne faut pas en abuser (c'est d'ailleurs valable pour...à peu près tout!), mais ses bienfaits sont avérés.

Les **tisanes** constituent un apport hydrique combiné aux propriétés bienfaisantes certaines des plantes. Méfiez-vous cependant de certaines allégations santé fantaisistes. Les tisanes diurétiques ne vous feront pas maigrir! Une diurèse trop importante peut occasionner une fuite des minéraux et n'aura aucun impact sur vos bourrelets. La graisse ne circule pas librement dans le corps en cherchant la porte de sortie. Elle est stockée dans les cellules adipeuses et ne peut en sortir que par une réaction chimique complexe que l'organisme initie lorsqu'il se trouve à cours de "carburant" et n'a d'autre solution que d'aller puiser dans cette réserve. Aucune tisane du Docteur Miracle ne peut remplacer ce processus.

## *Les boissons alcoolisées:*

A condition de ne pas en abuser (comme chacun sait...), les boissons alcoolisées s'intègrent parfaitement dans une alimentation équilibrée. Il y a juste deux, trois petites choses à savoir.

Evitez de boire de l'alcool à jeun. En effet, le métabolisme de l'alcool dans l'organisme peut emprunter deux voies différentes. Or lorsqu'on est à jeun, la voie préférentielle produit des substances toxiques pour le cerveau. Si ça vous est déjà arrivé, vous avez certainement constaté qu'un verre le ventre vide monte tout de suite à la tête! Le piège, évidemment, c'est de se jeter sur les petits biscuits salés: du gras et du sel; un maximum de calories sous un minimum de volume!!

Au pire, prenez plutôt quelques pistaches, cacahuètes ou fruits secs, à moins bien sûr qu'on ne vous propose des bâtonnets de crudités (attention aux sauces...). Bref, le mieux est tout de même d'éviter les apéritifs. Si vous ne pouvez pas y couper, préférez en tout cas l'alcool fermenté (vin, bière...) à l'alcool distillé (pastis, whisky...), ce dernier étant beaucoup plus agressif.

Le **vin rouge**, comme le raisin dont il est issu contient des antioxydants. La **bière** est riche en vitamines du groupe B. Ce n'est pas une raison pour en boire des litres, bien sûr, mais deux ou trois verres par jour (en fonction de votre corpulence) au cours des repas vous permettront de bénéficier de leurs bienfaits sans craindre leurs méfaits. Sachez enfin que les calories de l'alcool sont particulièrement **lipogènes**.

*7*

# Le sucre et les produits sucrés:

Le sucre de table, ou **saccharose**, ne fait pas partie des 5 groupes "indispensables à l'équilibre d'un menu" pour la bonne raison qu'il ne l'est pas. Vous avez certainement déjà entendu dire "le sucre est l'aliment du cerveau", il s'agit bien sûr dans ce cas du **glucose**, et non du **saccharose.**

Les **produits sucrés** ne sont pas indispensables à l'équilibre alimentaire, loin s'en faut! Mais ils ont toute leur place dans le plaisir et ça, c'est...indispensable! On ne va donc pas s'en priver, mais il est important d'en gérer correctement la consommation.

Le sucre de canne ou de betterave, encore appelé **sucre de table**, est uniquement du **glucide**. C'est le "sucre rapide" par excellence ! Il ne contient ni vitamines, ni minéraux, on parle en ce qui le concerne de "**calories vides**". Un morceau de sucre de 5 g apporte 20 kcal. C'est peu si l'on considère les 2000 kcal environ ingérées quotidiennement. Rien ne vous empêche donc de sucrer votre café...à condition évidemment de ne pas boire 10 cafés ni de le sucrer exagérément:

- ꙮ 1sucre = 20 kcal

- ꙮ 10 sucres = 200 kcal. Et là, ça devient beaucoup moins anodin!

Le **chocolat** est lui aussi, un aliment plaisir. Il contient (surtout le chocolat noir) des **antioxydants** et du **Magnésium** auquel il doit sa réputation d'antidépresseur, bien que cette teneur ne soit pas vraiment conséquente. Il apporte en moyenne **400 kcal pour 100g**. Donc, un ou deux carrés, d'accord, mais la plaque de 200g...à éviter!!

## *Les édulcorants naturels :*

Certains produits naturels ont un pouvoir sucrant supérieur à celui du saccharose. Le résultat est que l'on en utilise beaucoup moins, ce qui réduit d'autant l'apport calorique : il en est ainsi du **sirop d'agave** ou du **stévia** (100 à 300 fois supérieur pour ce dernier).

Le **fructose** (ainsi appelé car c'est le **glucide des fruits**, on le trouve aussi dans le miel) présente l'avantage de ne pas augmenter la glycémie. Il est donc recommandé pour les diabétiques. Cependant une consommation excessive semble favoriser une augmentation des triglycérides dans le sang.

## *Les édulcorants de synthèse:*

Ils ont un fort pouvoir sucrant pour un apport calorique quasi-nul.

L'**aspartame** est composée de deux acides aminés: l'acide aspartique et la phénylalanine que l'on trouve par ailleurs dans les protéines alimentaires. La dégradation de l'aspartame dans l'organisme produit un peu de méthanol et son utilisation est donc sujette à controverse. Cependant, toutes les études menées ont conclu à son innocuité. (le méthanol est naturellement présent en faible quantité dans l'organisme)

Les **polyols** (**sorbitol**, ...) sont des glucides. Leur excès peut entrainer des problèmes digestifs (diarrhées, ballonnements..). Pour information, les pruneaux sont riches en sorbitol...

*8*

# L'étiquetage

## Bien s'informer pour bien acheter

Vous voilà dans votre supermarché préféré, armé(e) de votre liste et de vos certitudes quant au choix des aliments. Las! À quasiment chaque produit, même le plus basique, correspond une multitude de choix et les marques rivalisent d'astuce pour vous convaincre de les préférer. Quelques notions de base et un solide bon sens vous aideront à y voir clair.

## La liste des ingrédients :

Elle est obligatoire à l'exception, tout logiquement, de certains produits non trnsformés comme les fruits et légumes frais, le lait, ...

Le **pourcentage** de chacun des ingrédients est, lui, facultatif, mais les ingrédients doivent toujours être mentionnés par **ordre décroissant de poids**. (Donc, une terrine de lapin dont la liste d'ingrédients commence par "viande de porc" contient plus de porc que de lapin...)

## *Les informations nutritionnelles:*

Elles ne sont pas obligatoires, mais de plus en plus de fabricants la font apparaître sur leurs produits. Elles nous renseignent sur la proportion des différents nutriments présents dans la préparation. L'analyse nutritionnelle est présentée généralement sous forme d'un tableau. Y figurent principalement **l'apport énergétique** (en kcal et/ou en kjoules), ainsi que l'apport en **protéines** (ou protides, c'est la même chose), **glucides** et **lipides** pour 100 g de produits et parfois aussi, selon le cas, par portion.

En plus de cette analyse de base apparaissent souvent d'autres informations telles que la teneur en **vitamines, minéraux**, **fibres**,etc...

## *" A teneur garantie en… "*

Les différentes opérations de préparation, transport, stockage, occasionnent des pertes en vitamines et minéraux. Il est possible de **restaurer** les teneurs **initiales** pour les aliments qui sont réputés sources de ces vitamines.et minéraux

## *" Enrichis en… "*

Ne pas confondre avec "**riche en**…"qui n'est qu'une simple information. La législation n'autorise l'enrichissement que dans 3 cas :

- Les aliments diététiques.

- L'**iode** et le **Fluor** dans le sel de table.

- La **Vitamine D** et le **Calcium** dans le lait et les produits laitiers.

## *Durées de conservation*

- **DLC** (**Date Limite de Consommation**) ou "**A consommer avant**" ou "**jusqu'au**" suivi d'une date en **jour/mois/année**: concerne les produits frais dans lesquels peuvent se développer des germes pathogènes après la date limite.

- **DLUO** (**Date Limite d'Utilisation Optimale**) ou "**A consommer de préférence avant**" suivi d'une date en **mois/année** voire en **année :** désigne des produits dont les qualités organoleptiques ne sont plus garanties après cette date, mais qui n'en seront pas pour autant dangereux pour la santé.

## *Les "labels" :*

Il en existe beaucoup. Certains signent un produit effectivement remarquable, d'autres sont du pur marketing.

**Label Rouge**, **AOC** (Appellation d'Origine Contrôlée), **AOP** (Appellation d'Origine Protégée), **IGP** (Indication Géographique Protégée), **STG** (Spécialité Traditionnelle Garantie), **AB** (Agriculture Biologique) vous donnent la garantie d'une qualité supérieure, d'une origine spécifique ou d'une mise en œuvre particulière.

En revanche, les "**Reconnu saveur de l'année**" ou "**Elu produit de l'année**" sont plutôt des auto satisfécits que les industriels se décernent par le biais de jurys qu'ils rémunèrent.

*9*

# Les allégations "santé" :

Si **l'étiquetage nutritionnel** nous renseigne sur les **caractéristiques générales** de l'aliment, les **allégations** permettent, elles, de connaître les **propriétés spécifiques** qu'on a voulu lui apporter.

Les **"aliments santé"** sont légions et il est très tentant de leur faire confiance. Pourquoi pas ? N'oublions pas pour autant de rester pragmatique :

Aucun aliment santé ne peut annihiler les effets délétères d'une mauvaise hygiène de vie. L'organisme a une formidable capacité à compenser les carences ou les abus de toutes sortes jusqu'au jour où il jette l'éponge, et il est alors bien souvent trop tard pour réparer les dégâts. Ce n'est pas une profusion de compléments alimentaires ou de yaourts au bifidus qui va changer la donne.

## *Les allégés :*

L' "allègement" concerne essentiellement les **lipides** et/ou les **sucres simples**. Ne peuvent prétendre à la mention "**allégé en…**" que les produits dont la teneur en lipides et/ou sucre et inférieur de **30% minimum** à celle du produit de référence.

## *Les phytostérols ou stérols végétaux:*

Nous avons vu que le **taux de cholestérol sanguin** dépend très peu du **cholestérol** apporté par l'**alimentation**… sauf si celui-ci est inférieur à **300mg** par jour (auquel cas, la cholestérolémie baisse). Cette valeur ne vous dit probablement pas grand-chose, sachez simplement qu'elle n'est pratiquement jamais atteinte dans notre alimentation occidentale puisque tous les produits d'origine animale apportent du cholestérol et que 70% des protéines que nous consommons sont d'origine animale.

Les **stérols végétaux** entrent en compétition avec le cholestérol au niveau de l'absorption intestinale, ils peuvent donc effectivement empêcher une partie du cholestérol alimentaire d'être absorbé. Cependant, pour atteindre ce seuil de 300 mg/jour, il faut tout de même que l'apport alimentaire soit déjà très modéré. D'ailleurs, si vous prenez la peine de lire (je me répète peut-être) le message associé aux publicités de ces produits, il est toujours spécifié : "**dans le cadre d'un régime adapté**".

De récentes études mettent en garde contre l'excès de consommation d'aliments enrichis en stérols végétaux qui augmenterait les risques cardiovasculaires.

## *Les compléments alimentaires :*

La consommation de compléments alimentaires, fortement encouragée par la publicité, ne devrait à priori pas s'imposer dans le cadre d'une alimentation variée et suffisamment abondante.

Les nutriments les plus consommés par ce biais sont la **Vitamine C** et le **Magnésium** mais on trouve aussi des **cocktails de vitamines et minéraux** au cas où on manquerait d'un peu tout…

Les avis sont controversés quant au bien-fondé du recours à ces complémentations. Dans l'état actuel de nos connaissances, elles ne peuvent pas provoquer une "overdose" mais, au pire, être utilisées en pure perte. Il est vrai cependant que beaucoup de personnes limitent les apports naturels en **Vitamine C** (fruits ou légumes crus chers ou trop longs à préparer) et en **Magnésium** (souvent apporté par des aliments ayant la réputation d'être trop caloriques).

Quoiqu'il en soit, si vous pensez avoir besoin, de ces compléments, pensez à les prendre au cours du repas. En effet, dans un apport "naturel", on sait que d'autres éléments présents dans un aliment source de vitamines et minéraux agissent en synergie pour favoriser l'assimilation de ces nutriments. Le fait d'être mélangé au bol alimentaire augmentera donc le taux d'absorption.

# *10*

# Les règles d'or de l'équilibre alimentaire

Comme nous l'avons déjà vu, un menu équilibré doit comporter des aliments de chacun des 5 groupes suivants :

- Lait et produits laitiers
- Fruits et légumes
- Viandes, poissons et œufs
- Féculents
- Matières grasses

Un aliment ne doit être remplacé que par un autre du même groupe. Si vous détestez le poisson, vous pouvez très bien vous en passer et manger à la place de la viande ou des œufs. Par contre, inutile de doubler votre part de pâtes parce que vous avez décidé de zapper la viande.

## Les clefs de l'équilibre alimentaire

L'équilibre s'obtient sur la durée et non en un seul jour ! Dans le cadre d'une alimentation par ailleurs "linéaire", l'organisme est parfaitement capable de gérer un écart et ne vous en tiendra pas rigueur (si tant est que cela reste un écart et non une habitude...). Evitez de plomber l'ambiance si vous êtes invité(e) et que le menu proposé ne correspond pas au menu « idéal ». Vous vous rattraperez demain ! (Si vous êtes invité(e) toutes les semaines ou plus, oubliez ce que je viens de dire !)

La méthode 4,2,1 GPL constitue une approche certes approximative de l'équilibre alimentaire, mais qui a le mérite de vous indiquer la bonne direction et vous permet d'éviter les erreurs diététiques grossières. En quoi consiste-t-elle ?

A chaque repas, il faut veiller à ce que le rapport des différents aliments riches en Glucides, Protéines et Lipides soit le suivant :

- ↳ **4** parts de **Glucides** (Fruits et légumes crus et cuits, féculents)

- ↳ **2** parts de **Protéines** (Viande-poissons-œufs, produits laitiers)

- ↳ **1** part de **Lipides** (matières grasses de cuisson et d'assaisonnement)

Les clefs de l'équilibre alimentaire

A titre d'exemple, décortiquons un menu classique :

🕭 Carottes râpées = **1 G** (légumes crus) avec vinaigrette =**1/2 L**

🕭 Saumon = **1P** (VPO) avec un peu de beurre = **1/2 L**

🕭 Tagliatelles = **1G** (féculents)

🕭 Fromage = **1 P** (produit laitier) avec du pain = **1 G** (féculent)

🕭 Compote= **1G** (fruit cuit)


Il ne s'agit pas d'appliquer ces chiffres avec des œillères, la méthode est évidement imparfaite, mais simplement de s'en inspirer pour orienter ses choix de menu.

Et pour finir, bien sûr, n'oubliez pas les recommandations habituelles :


🕭 Manger à heure régulières, de préférence assis et dans le calme,

🕭 Ne pas sauter de repas,

🕭 Pratiquer une activité physique régulière (1/2 h quotidienne de marche rapide ou équivalent)

🕭 Et très important,...privilégiez le **plaisir convivial** ! Une étude des plus sérieuses a évoqué la convivialité comme facteur de longévité. Alors, si c'est pour la santé... !!